BEI GRIN MACHT SICH IHR WISSEN BEZAHLT

AF139736

- Wir veröffentlichen Ihre Hausarbeit,
  Bachelor- und Masterarbeit

- Ihr eigenes eBook und Buch -
  weltweit in allen wichtigen Shops

- Verdienen Sie an jedem Verkauf

Jetzt bei www.GRIN.com hochladen und kostenlos publizieren

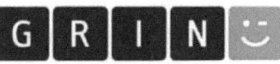

Bibliografische Information der Deutschen Nationalbibliothek:

Die Deutsche Bibliothek verzeichnet diese Publikation in der Deutschen National-
bibliografie; detaillierte bibliografische Daten sind im Internet über http://dnb.d-
nb.de/ abrufbar.

Impressum:

Copyright © 2016 GRIN Verlag, Open Publishing GmbH
Druck und Bindung: Books on Demand GmbH, Norderstedt Germany
ISBN: 978-3-668-19891-3

Dieses Buch bei GRIN:

http://www.grin.com/de/e-book/318404/der-gemeinsame-bundesausschuss-als-
kostenregulator-im-gesundheitswesen

Karina Henning

Der Gemeinsame Bundesausschuss als Kostenregulator im Gesundheitswesen

GRIN Verlag

Inhalt

Abkürzungsverzeichnis

AOK	Allgemeine Ortskrankenkasse
BfArM	Bundesinstitut für Arzneimittel und Medizinprodukte
BMG	Bundesministerium für Gesundheit
DBB	Deutscher Diabetiker Bund
DKG	Deutsche Krankenhausgesellschaft
EBM	Einheitlicher Bewertungsmaßstab
G-BA	Gemeinsamer Bundesausschuss
GKV	Gesetzliche Krankenversicherungen
IQTiG	Institut für Qualität und Transparenz im Gesundheitswesen
IQWiG	Institut für Qualität und Wirtschaftlichkeit im Gesundheitswesen
KBV	Kassenärztliche Bundesvereinigung
KV	Kassenärztliche Vereinigung
KZBV	Kassenzahnärztliche Bundesvereinigung
KZV	Kassenzahnärztliche Vereinigung
SGB	Sozialgesetzbuch

1 Einleitung

Die vorliegende Arbeit widmet sich dem Gemeinsamen Bundesausschuss, der eine zentrale Rolle als Kostenregulator im Gesundheitswesen spielt. Als Entscheidungsgremium legt er innerhalb des vom Gesetzgeber vorgegebenen Rahmens fest, welche Leistungen der medizinischen Versorgung von der gesetzlichen Krankenversicherung (GKV) für die ca. 70 Mio. gesetzlich Krankenversicherten in Deutschland im Einzelnen übernommen werden.

> "In Deutschland sind die meisten Menschen in gesetzlichen Krankenkassen versichert. Sie haben Anspruch auf eine ausreichende, zweckmäßige und wirtschaftliche Gesundheitsversorgung – so steht es im Gesetz. Der G-BA legt fest, was das ganz konkret für ihre medizinischen Leistungen heißt..."[1]

Die Gesundheitsausgaben in Deutschland für 2014 stiegen bis auf mehr als 300 Milliarden € an. Auf die GKV fielen dabei 193,63 Mrd. €. Von 2010 bis 2014 betrug die Ausgabensteigerung der GKV 28,67 Mrd. €, eine Steigerung von ca. 17,4 %. Die größten drei Kostenverursacher sind die Krankenhausbehandlung, ärztliche Behandlung und die Arzneimittelversorgung. Dies macht die folgende Grafik deutlich:[2]

---

[1] Vgl. o.V., www.g-ba.de (2016).

[2] Vgl. o.V., www.gkv-spitzenverband.de (2015).

Ausgaben für einzelne Leistungsbereiche der GKV 2014 in Mrd. Euro

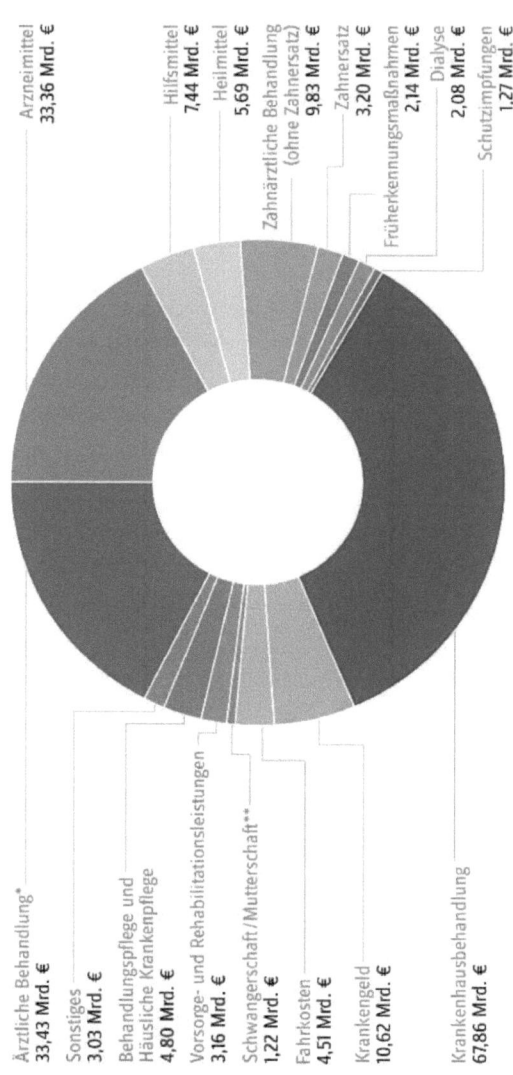

Ärztliche Behandlung*
33,43 Mrd. €

Sonstiges
3,03 Mrd. €

Behandlungspflege und
Häusliche Krankenpflege
4,80 Mrd. €

Vorsorge- und Rehabilitationsleistungen
3,16 Mrd. €

Schwangerschaft/Mutterschaft**
1,22 Mrd. €

Fahrkosten
4,51 Mrd. €

Krankengeld
10,62 Mrd. €

Krankenhausbehandlung
67,86 Mrd. €

Arzneimittel
33,36 Mrd. €

Hilfsmittel
7,44 Mrd. €

Heilmittel
5,69 Mrd. €

Zahnärztliche Behandlung
(ohne Zahnersatz)
9,83 Mrd. €

Zahnersatz
3,20 Mrd. €

Früherkennungsmaßnahmen
2,14 Mrd. €

Dialyse
2,08 Mrd. €

Schutzimpfungen
1,27 Mrd. €

* Nicht berücksichtigt wurden die gezahlten Beträge für Früherkennung, Impfungen, ehemals Sonstige Hilfen und Dialyse-Sachkosten.
** ohne stationäre Entbindung
Darstellung: GKV-Spitzenverband; Quelle: Amtliche Statistik KJ 1

1-1 Ausgaben der GKV 2014

(https://www.gkv-spitzenverband.de/media/grafiken/gkv_kennzahlen/kennzahlen_gkv_2015_q3/300dpi_10/GKV-Kennzahlen_Leistungsbereiche_Euro_2014_300b.jpg)

2015 waren von 81 Millionen Einwohnern in Deutschland rund 71 Millionen in der gesetzlichen Krankenversicherung (GKV) versichert. Davon sind 54,12 Millionen zahlende GKV Mitglieder und 16,92 Millionen beitragsfreie gesetzlich Krankenversicherte. Damit waren mehr als 87 Prozent aller Einwohner in Deutschland in einer gesetzlichen Krankenkasse versichert. Knapp 9 Millionen (11 Prozent) waren in der Krankenvollversicherung der privaten Krankenversicherung (PKV) versichert.[3]

Für 2016 prognostizierte der Schätzerkreis, der aus Experten von Bundesministerium für Gesundheit, des Bundesversicherungsamtes und GKV-Spitzenverbandes besteht, GKV-Ausgaben in Höhe von rund 209,3 Mrd. €, während die Einnahmen 198,5 Mrd. € betragen.[4]

Dies würde ein Defizit von mehr als 10 Mrd. € bedeuten. Eine große Ausgabensäule sind die Kosten für Arzneimittel, diese sind 2014 um 9 % gestiegen, auf 31,4 Mrd. €.[5] Der G-BA hat die Aufgabe, den Gesetzlich Krankenversicherten eine ausreichende, zweckmäßige und wirtschaftliche Gesundheitsversorgung zu gewährleisten. Aufgrund der sinkenden Einnahmen bei steigenden Ausgaben ist dies eine besondere und schwierige Aufgabe. Gründe hierfür sind u. a. die demografische Entwicklung, der medizin-technische Fortschritt sowie die Anspruchshaltung der Patienten. Der G-BA kann u.a. festlegen unter welchen Voraussetzungen, Arzneimittel erstattet werden. Dies wird in der Richtlinie des Gemeinsamen Bundesausschuss über die Verordnung von Arzneimitteln in der vertragsärztlichen Versorgung deutlich.

Die vorliegende Hausarbeit soll einen Einblick über die Arbeit des G-BA verschaffen, aufklären wie der G-BA aufgebaut und seine Zusammenarbeit mit anderen Institutionen erläutern sowie die Arbeit des G-BA anhand eines Beispiels verdeutlichen.

---

[3] Vgl. o.V., /www.gkv-spitzenverband.de (2015).

[4] Vgl. o.V. http://de.statista.com (o.J.)

[5] Vgl. o.V. http://www.apotheke-adhoc.de (2015).

2 Der Gemeinsame Bundesausschuss (G-BA)

2.1 Struktur und Rechtsgrundlage des G-BA

Der Gemeinsame Bundesausschuss ist eine juristische Person des öffentlichen Rechts. Er wird von den vier großen Spitzenorganisationen der Selbstverwaltung im deutschen Gesundheitswesen gebildet:

> ➢ der Kassenärztlichen Bundesvereinigung
> ➢ der Kassenzahnärztlichen Bundesvereinigung
> ➢ Der Deutschen Krankenhausgesellschaft und
> ➢ Dem GKV-Spitzenverband.

Antragsberechtigt an allen Beratungen sind neben den vier genannten Trägerorganisationen Patientenvertreterinnen und Patientenvertreter, jedoch nicht stimmberechtigt[6].

Am 01.01.2004 wurde der G-BA durch das Gesundheitsmodernisierungsgesetz gegründet und übernahm die Aufgaben der früheren Bundesausschüsse der Ärzte/Zahnärzte und Krankenkassen, Ausschuss des Krankenhaus sowie der Koordinierungsausschusses.

Im SGB V §§ 91 und folgende ist die Rechtsgrundlage der Arbeit des G-BA beschrieben. Der Gesetzgeber hat im SGBV neben den Aufgaben und Kompetenzen des G-BA auch die Bestellung der Mitglieder, die Patientenbeteiligung und die Einbeziehung Dritter vorgegeben. Selbst die Rahmenvorgaben zu den Strukturen und der Arbeitsweise des G-BA sind hier festgelegt. In seiner Geschäfts- und Verfahrensordnung bestimmt der G-BA die näheren Details der gesetzlichen Regelungen. Diese stehen unter dem Genehmigungsvorbehalt des Bundesministeriums für Gesundheit (BMG)[7]:

„Das Beschlussgremium des Gemeinsamen Bundesausschusses besteht aus einem unparteiischen Vorsitzenden, zwei weiteren unparteiischen Mitgliedern, einem von der Kassenzahnärztlichen Bundesvereinigung, jeweils zwei von der Kassenärztlichen Bundesvereinigung und

---

[6] Vgl. o.V., https://www.g-ba.de (2016).

[7] Vgl. o.V., https://www.g-ba.de (2016).

der Deutschen Krankenhausgesellschaft und fünf von dem Spitzenverband Bund der Krankenkassen benannten Mitgliedern."[8]

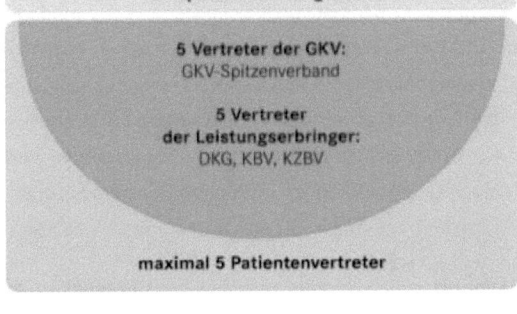

Struktur: Mitglieder

Gemeinsamer Bundesausschuss nach § 91 SGB V

13 stimmberechtigte Mitglieder

Vorsitzender
2 unparteiische Mitglieder

5 Vertreter der GKV:
GKV-Spitzenverband

5 Vertreter
der Leistungserbringer:
DKG, KBV, KZBV

maximal 5 Patientenvertreter

Gemeinsamer   Seite 7   Berliner Informationsdienst zur Gesundheitspolitik   21.01.2014 | Josef Hecken
Bundesausschuss

2-1Struktur des G-BA

http://de.slideshare.net/Berliner-Informationsdienst/bidworkshop-gesundheitspolitik-fr-parlamentsmitarbeiter-
prsentation-gba

Die obere Abbildung macht die Struktur des Gemeinsamen Bundesauschusses, wie im Zitat
aus dem SGB V beschrieben, deutlich. Die fünf Patientenvertreter haben ein Mitbestimmungs-
und Antragsrecht, jedoch kein Stimmrecht. Die 5 Vertreter der Leistungserbringer sind mit zu
den Themen stimmberechtigt, welche ihren Versorgungsbereich wesentlich betreffen.

---

[8] Vgl. Prof. Dr. Schulin, SGB V, 2013, S.509.

3

Der G-BA steht unter der Rechtsaufsicht des Bundesministeriums für Gesundheit (BMG). Die Beschlüsse und Richtlinien des GB-A werden entsprechend den Vorgaben des SGB V zunächst vom BMG geprüft und nach einer Nichtbeanstandung im Bundesanzeiger veröffentlicht.[9]

2.2 Aufgaben und Richtlinien des Gemeinsamen Bundesausschuss

Der G-BA spielt eine entscheidende Rolle bei der Versorgung von ca. 70 Millionen gesetzlich Krankenversicherten in Deutschland, denen lt. Gesetzgebung eine ausreichende, zweckmäßige und wirtschaftliche Gesundheitsversorgung zustehen. Als Entscheidungsgremium mit Richtlinienkompetenz legt der G-BA fest, welche Leistungen der medizinischen Versorgung von der gesetzlichen Krankenversicherung (GKV) im Einzelnen übernommen werden. Des Weiteren hat der G-BA weitere wichtige Aufgaben im Bereich des Qualitätsmanagements und der Qualitätssicherung in der vertragsärztlichen, vertragszahnärztlichen und stationären medizinischen Versorgung. Er entwickelt im Auftrag des Gesetzgebers Vorgaben zu Behandlungsstandards, Strukturen und Abläufen für im Fünften Sozialgesetzbuch (SGB V) definierte Leistungsbereiche. Außerdem legt er für gesetzlich geforderte Qualitätssicherungsmaßnahmen Prüfkriterien und Abläufe fest.[10]

Der G-BA kann die Erbringung und Verordnung von Leistungen oder Maßnahmen einschränken oder ausschließen, wenn nach allgemein anerkanntem Stand der medizinischen Erkenntnisse der diagnostische oder therapeutische Nutzen, die medizinische Notwendigkeit oder die Wirtschaftlichkeit nicht nachgewiesen sind. Weiterhin kann der GBA die Verordnung von Arzneimitteln einschränken oder ausschließen, wenn die Unzweckmäßigkeit erwiesen oder eine andere, wirtschaftlicher Behandlungsmöglichkeit mit vergleichbar diagnostischen oder therapeutischen Nutzen verfügbar ist.[11]

---

[9] Vgl. o.V., https://www.g-ba.de (24.02.2016).

[10] Vgl. o.V., https://www.g-ba.de (2016).

[11] Vgl. Prof. Dr. Schulin, SGB V, 2013, S.512.

Folgende Richtlinien sind lt. SGB V § 92 vom GBA zu beschließen:

- ➤ ärztliche Behandlung,
- ➤ zahnärztliche Behandlung einschließlich der Versorgung mit Zahnersatz sowie kieferorthopädische Behandlung,
- ➤ Maßnahmen zur Früherkennung von Krankheiten,
- ➤ ärztliche Betreuung bei Schwangerschaft und Mutterschaft,
- ➤ Einführung neuer Untersuchungs- und Behandlungsmethoden,
- ➤ Verordnung von Arznei-, Verband-, Heil- und Hilfsmitteln, Krankenhausbehandlung, häuslicher Krankenpflege und Soziotherapie,
- ➤ Beurteilung der Arbeitsunfähigkeit einschließlich der Arbeitsunfähigkeit nach §§ 44 a Satz 1 sowie der nach § 5 Abs. 1 Nr. 2a und der nach § 10 versicherten erwerbsfähigen Hilfebedürftigen im Sinne des SGB II,
- ➤ Verordnung von im Einzelfall gebotenen Leistungen zur medizinischen Rehabilitation und die Beratung über Leistungen zur medizinischen Rehabilitation, Leistungen zur Teilhabe am Arbeitsleben und ergänzende Leistungen zur Rehabilitation,
- ➤ Bedarfsplanung,
- ➤ medizinische Maßnahmen zur Herbeiführung einer Schwangerschaft nach § 27 a Abs. 1,
- ➤ Maßnahmen zur Empfängnisverhütung, Schwangerschaftsabbruch und Sterilisation (nach den §§ 24 a und 24 b des SGB V),
- ➤ Verordnung von Krankentransporten,
- ➤ Qualitätssicherung,
- ➤ spezialisierte ambulante Palliativversorung,
- ➤ Schutzimpfungen.[12]

Um diese Menge an Aufgaben und Richtlinien zu bewältigen wird der G-BA von Institutionen wie dem Institut für Qualität und Wirtschaftlichkeit im Gesundheitswesen (IQWiG) und seit Januar 2015 vom Institut für Qualitätssicherung und Transparenz im Gesundheitswesen (IQTiG) unterstützt.

---

[12] Vgl. Prof. Dr. Schulin, SGB V, 2013, S.512.

Dem G-BA werden ebenso Empfehlungen zum Stand der wissenschaftlichen Erkenntnisse über den nichtbestimmungsmäßigen Gebrauch („Off-Label-Use") bestimmter Arzneimittel zur Umsetzung in der Arzneimittelrichtlinie vom Bundesinstitut für Arzneimittel und Medizinprodukte (BfArM), welcher drei Expertengruppen für den Fachbereich Onkologie, Neurologie/Psychiatrie und Innere Medizin eingerichtet hat, zugeleitet.[13]

2.3 Zusammenarbeit des Gemeinsamen Bundesausschuss mit Institutionen im Gesundheitswesen

2.3.1 Institut für Qualität und Wirtschaftlichkeit im Gesundheitswesen (IQWiG)

Das Institut für Qualität und Wirtschaftlichkeit im Gesundheitswesen (IQWiG) wurde im Zuge der Gesundheitsreform 2004 gegründet. Es ist eine fachlich unabhängige wissenschaftliche Einrichtung der privaten und gemeinnützigen Stiftung für Qualität und Wirtschaftlichkeit im Gesundheitswesen. Aufträge erhält das Institut ausschließlich vom G-BA oder vom Bundesministerium für Gesundheit.

Das IQWiG überprüft Vor- und Nachteile medizinischer Leistungen für Patienten und Patientinnen in Bezug auf Qualität und Wirtschaftlichkeit. Es erstellt fachlich unabhängige evidenzbasierte Gutachten im gesetzlichen Auftrag des Gemeinsamen Bundesausschusses. Desweitern stellt das IQWiG auch allgemeinverständliche Gesundheitsinformationen für alle Bürgerinnen und Bürger zur Verfügung.[14]

Die gesetzlichen Grundlagen und Aufgaben des IQWiG sind ebenso im SGB V verankert und wurden in weiteren Gesundheitsreformen angepasst und erweitert. Im § 139 SGB V sind die rechtlichen Grundlagen des Instituts festgelegt. Die Bestellung der Institutionsleitung hat im Einvernehmen mit dem BMG zu erfolgen (§ 139 a Abs. 2). Das Institut wird insbesondere auf folgenden Gebieten tätig (§ 139 a Abs. 3):

> ➢ Recherche, Darstellung und Bewertung des aktuellen medizinischen Wissenstandes zu diagnostischen und therapeutischen Verfahren bei ausgewählten Krankheiten

---

[13] Vgl. o.V., www.g-ba.de/institution/aufgabe/arbeitsweise/sachverstaendige (2013).

[14] Vgl. o.V., https://www.iqwig.de (o.J.).

> Erstellung von wissenschaftlichen Ausarbeitungen, Gutachten und Stellungnahmen zu Fragen der Qualität und Wirtschaftlichkeit der im Rahmen der GKV erbrachten Leistungen unter Berücksichtigung alters-, geschlechts- und lebenslagenspezifischer Besonderheiten

> Bewertung evidenzbasierter Leitlinien für die epidemiologisch wichtigsten Krankheiten

> Abgabe von Empfehlungen zu Disease-Manangement-Programmen

> Bewertung des Nutzens und der Kosten von Arzneimitteln

> Bereitstellung von für alle Bürgerinnen und Bürger verständlichen allgemeinen Informationen sowie zur Qualität und Effizienz in der Gesundheitsversorgung sowie zur Diagnostik und Therapie von Krankheiten mit erheblicher epidemiologischer Bedeutung.[15]

Das Institut vergibt zur Erledigung der im § 139 a Abs. 3 genannten ersten fünf Aufgaben wissenschaftliche Forschungsaufträge an externe Sachverständige. Diese müssen alle Beziehungen zu Interessenverbänden, Auftragsinstituten, insbesondere der pharmazeutischen Industrie und der Medizinproduktindustrie, einschl. Art und Höhe von Zuwendungen offenlegen (§139 b Abs. 3). Die Ergebnisse der Aufträge werden dem Gemeinsamen Bundesausschuss als Empfehlungen zugetragen. Der G-BA hat die Empfehlungen zu berücksichtigen.[16]

Das IQWiG publiziert gleichfalls alle Ergebnisse auf seinen Webseiten und richtet sich damit sowohl an Fachleute und Akteure aus dem Gesundheitswesen als auch direkt an Bürgerinnen und Bürger. Es stellt damit Wissen zur Verfügung, das es allen Beteiligten im Gesundheitswesen ermöglichen soll, informierte Entscheidungen über Untersuchungen und Behandlungen zu treffen.[17]

2.3.2 Institut für Qualitätssicherung und Transparenz im Gesundheitswesen (IQTiG)

Das IQTiG wurde im Januar 2015 von den Partnern der Selbstverwaltung des Gesundheitswesens und dem Bundesministerium für Gesundheit gegründet. Dieses Institut soll ab 2016 seine Aufgaben im Rahmen der einrichtungsübergreifenden Qualitätssicherung, wie in § 137

---

[15] Vgl. Prof. Dr. Schulin, SGB V, 2013, S.602.

[16] Vgl. Prof. Dr. Schulin, SGB V, 2013, S.603.

[17] Vgl. o.V., https://www.iqwig.de (28.02.2016).

a SGB V beschrieben, erfüllen. Es wird im Auftrag des G-BA Maßnahmen zur Qualitätssicherung und zur Darstellung der Versorgungsqualität im Gesundheitswesen erarbeiten und an deren Umsetzung mitwirken.

Der Schwerpunkt der Arbeit liegt in der Entwicklung und Durchführung von Verfahren der einrichtungs- und sektorenübergreifenden Qualitätssicherung, der Entwicklung von Kriterien zur Bewertung von Zertifikaten und Qualitätssiegeln und der Publikation der Ergebnisse in einer für die Allgemeinheit verständlichen Form. Nach Vorgaben des Gesetzgebers soll das IQTiG beauftragt werden:

> ➢ für die Messung und Darstellung der Versorgungsqualität möglichst sektorenübergreifend abgestimmte risikoadjustierte Indikatoren und Instrumente einschließlich Modulen für ergänzende Patientenbefragungen zu entwickeln,

> ➢ die notwendige Dokumentation für die einrichtungsübergreifende Qualitätssicherung unter Berücksichtigung des Gebotes der Datensparsamkeit zu entwickeln

> ➢ sich an der Durchführung der einrichtungsübergreifenden Qualitätssicherung zu beteiligen und dabei, soweit erforderlich, die weiteren Einrichtungen nach § 137 a Abs. 1 Satz einzubeziehen

> ➢ die Ergebnisse der Qualitätssicherungsmaßnahmen in geeigneter Weise und in einer für die Allgemeinheit verständlichen Form zu veröffentlichen

> ➢ auf der Grundlage geeigneter Daten, die in den Qualitätsberichten der Krankenhäuser veröffentlicht werden, einrichtungsbezogen vergleichende risikoadjustierte Übersichten über die Qualität in maßgeblichen Bereichen der stationären Versorgung zu erstellen und in reiner für die Allgemeinheit verständlichen Form im Internet zu veröffentlichen

> ➢ für die Weiterentwicklung der Qualitätssicherung zu ausgewählten Leistungen die Qualität der ambulanten stationären Versorgung zusätzlich auf der Grundlage geeigneter Sozialdaten darzustellen, die dem Institut von den Krankenkassen nach § 299 Absatz 1a SGB V auf der Grundlage von Richtlinien und Beschlüssen des GBA übermittelt werden sowie

> ➢ Kriterien zur Bewertung von Zertifikaten und Qualitätssiegeln, die in der ambulanten und stationären Versorgung verbreitet sind, zu entwickeln und anhand dieser Kriterien über die Aussagekraft dieser Zertifikate und Qualitätssiegel in einer für die Allgemeinheit verständlichen Form zu informieren.

Aus den Aufgaben lässt sich ableiten, dass dieses Institut vorrangig für die Qualitätssicherung und Darstellung der Qualität im Sinne der Patientinnen und Patienten tätig sein wird. Das Institut hat keine Entscheidungsmacht über Kassenleistungen, es erstellt lediglich Gutachten über den Nutzen von medizinischen Maßnahmen. Das gleiche gilt für das IQWiG.

2.4 Arbeitsweise des Gemeinsamen Bundesausschuss

Die Entscheidungen des GBA werden mit einfacher Stimmenmehrheit per Stimmenabgabe beschlossen. Die Sitzungen des GBA sind nicht öffentlich. Die Amtsdauer der ehrenamtlichen Mitglieder beträgt 4 Jahre. Die Arbeit des Ausschusses ist aufgeteilt zwischen:

> ➤ dem Plenum, welches die Beschlüsse fasst,
> ➤ den Unterausschüssen, in den Beschlussempfehlungen vorbereitet werden sowie der
> ➤ Geschäftsführung, die für die administrativen Aufgaben zuständig ist.[18]

Damit es zu Entscheidungen und Beschlussfassung kommen kann, setzt das Plenum Unterausschüsse ein. Diese bestehen aus einer oder einem unparteiischen Vorsitzenden, sechs Vertreterinnen oder Vertreter der Spitzenorganisation der GKV sowie sechs Vertreterinnen/Vertreter der Spitzenorganisationen der Leistungserbringer (DKG, KBV, KZBV). Daneben nehmen Patientenvertreterinnen und –vertreter mitberatend an den Sitzungen teil. Auch Sachverständige und Vertreter/-innen weiterer Organisationen und Verbänden können normenbezogen hinzugezogen werden. Diese Sitzungen sind nicht öffentlich. Das Ergebnis ihrer Beratungen wird als Beschlussempfehlung an das Plenum zusammengetragen.[19]

---

[18] Vgl. o.V. http://www.wirtschaftslexikon.co (2015).

[19] Vgl. www.g-ba.de (2015).

Struktur: Gremien und Unterausschüsse

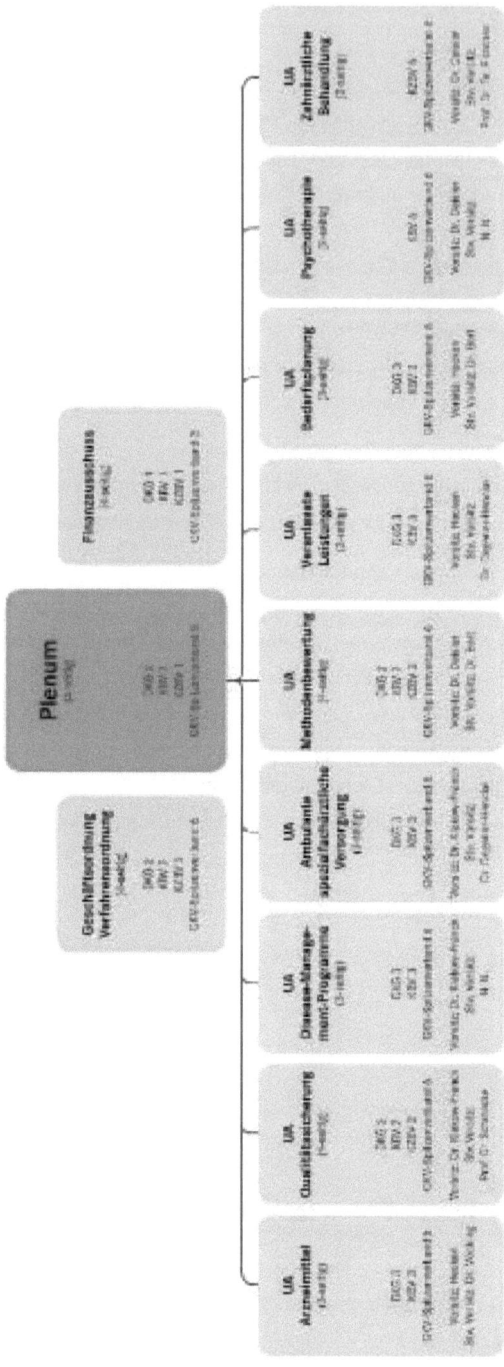

2-2 Plenum und Unterausschüsse des G-BA

http://de.slideshare.net/Berliner-Informationsdienst/bidworkshop-gesundheitspolitik-fr-parlamentsmitarbeiter-prsentation-gba

10

Die Aufsicht über die Geschäftsführung des G-BA führt das Bundesministerium für Gesundheit und Soziale Sicherung (BMGS). Der Ausschuss legt die von ihm beschlossenen Richtlinien dem Ministerium vor, welches das Recht hat, diese innerhalb von 2 Monaten zu beanstanden. Wird innerhalb dieser Frist kein Widerspruch seitens des BMGS eingelegt, erlangen die Empfehlungen des G-BA Gesetzeskraft. Die Regelungen werden somit Bestandteil der Verträge der Krankenkassen mit den Beteiligten. Damit besitzt der G-BA im Bereich des Gesundheitswesens gesetzgeberische Kraft.[20]

2.5 Finanzierung des Gemeinsamen Bundesausschusses

Der Gemeinsame Bundesausschuss wird durch sogenannte Systemzuschläge finanziert. Diese setzen sich zusammen aus einem Zuschlag für jeden abzurechnenden Krankenhausfall (auch für Selbstzahler) sowie durch die zusätzliche Anhebung der Vergütung für die ambulante vertragsärztliche und vertragszahnärztliche Versorgung.

Der Zuschlag wird jährlich vom GBA neu festgelegt. Dieser beinhaltet jeweils den Anteil für den Gemeinsamen Bundesausschuss, das Institut für Qualität und Wirtschaftlichkeit im Gesundheitswesen und im Jahr 2015 erstmals auch für das Institut für Qualitätssicherung und Transparenz im Gesundheitswesen, das ebenfalls über diese Systemzuschläge finanziert wird (gemäß § 139c Abs. 1SGB V).[21]

Für 2016 wurden vom GBA folgende Systemzuschläge nach § 91 Abs. 3 SGB V bzw. 137a Abs. 8 SGB V, § 139c SGB V beschlossen:

> Vertragsärztlicher Sektor: 4,8532762 Cent pro Fall
> Vertragszahnärztlichen Sektor: 4,8532762 Cent pro Fall
> Im stationären Sektor: 1,63 € pro Fall.[22]

---

[20] Vgl. o.V. http://www.wirtschaftslexikon.co (2015).

[21] Vgl. o.V., https://www.g-ba.de (2016).

[22] Vgl. o.V., www.g-ba.de/institution/aufgabe/finanzierung/(2016)

3 Die Arbeit des G-BA anhand der Kapselendoskopie des Dünndarmes

Der G-BA legt in Richtlinien fest, welche Leistungen von den gesetzlichen Krankenkassen bezahlt werden und wer bei welcher Indikation die Leistungen seiner Versicherung beanspruchen kann. Somit prüft der Ausschuss u.a. die Einführung neuer Untersuchungs- und Behandlungsmöglichkeiten (NUB) auf Wirtschaftlichkeit, Effizienz und Sicherheit. Die Bewertung durch den G-BA findet nur auf Antrag statt. Antragsberechtigt im ambulanten Bereich sind KBV, KZBV, alle KVen und KZVen, der GKV-Spitzenverband, Patientenvertreter und ein Unparteiischer des G-BA.[23]

An dem Beispiel Kapselendoskopie soll dies in diesem Punkt deutlich gemacht werden.

Den Antrag zur Aufnahme der Kapselendoskopie des Dünndarms wurde vom AOK Bundesverband beim G-BA gestellt:

Mit dieser Technologie ist es möglich, den Dünndarm über seine gesamte Länge von ca. 6 m einzusehen. Die Kapselendoskopie kann die herkömmliche Magen- oder Darmspiegelung nicht ersetzen. Sie ist ein diagnostisches Mittel zur Visualisierung der Dünndarm-Schleimhaut und wird zur Detektion von Abnormalitäten im Dünndarm eingesetzt. Die Hauptindikation der Kapselendoskopie ist die ungeklärte Darmblutung, bei der durch Magen- und Darmspiegelung keine Ursache gefunden wurde. Zunehmend wird diese Kapseluntersuchung auch zur Diagnostik von chronisch-entzündlichen Veränderungen im Dünndarm, wie sie z. B. bei Morbus Crohn vorkommen, eingesetzt. Generell handelt es sich bei der Kapselendoskopie um ein sicheres und wenig belastendes Verfahren, welches die Patienten gern in Anspruch nehmen. Wenn Indikationen und Kontraindikationen beachtet werden, treten Nebenwirkungen in weniger als 1 % aller Fälle auf.[24]

---

[23] Vgl. o.V., www.bvmed.de (2012).

[24] Vgl. o.V. http://www.kapselendoskopie.info/ o.J.

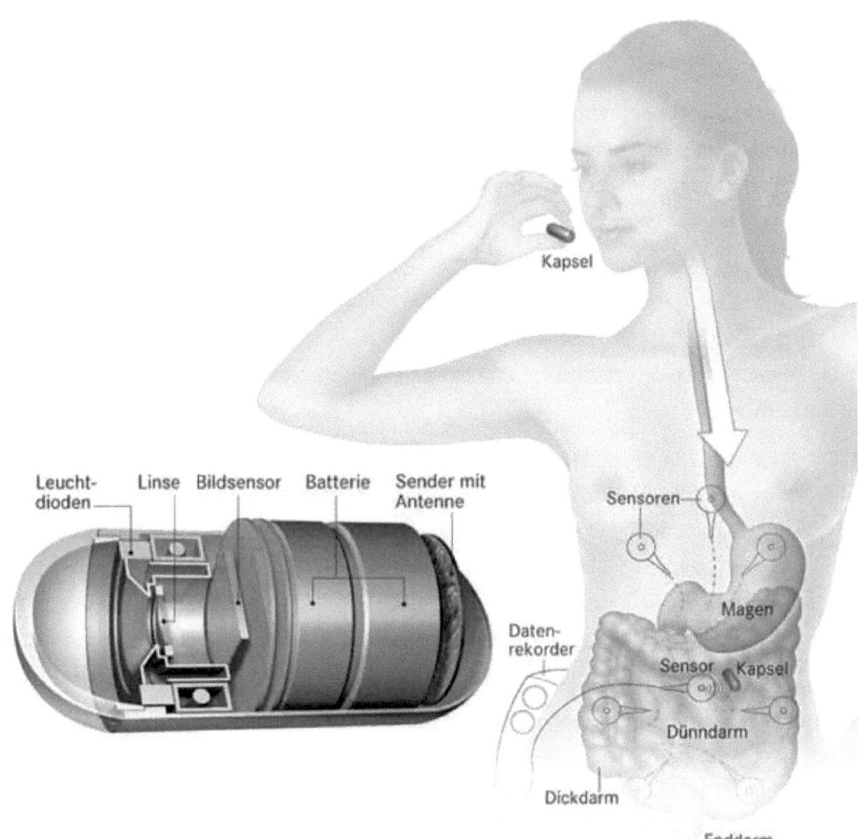

3-1 Kapselendoskopie

Apotheken-Umschau, http://www.apotheken-umschau.de/multimedia/289/221/239/5443567633.jpg

Die 26 x 11 mm große Kapsel, die Batterien, eine Lichtquelle, einen Sender sowie eine Chip-Kamera enthält, lässt sich in der Regel problemlos schlucken und wird durch die natürliche Darmperistaltik durch den Darm fortbewegt. Die Kapsel sendet während der 6stündlichen Aufzeichnungszeit Bilder mit einer Frequenz von 2 pro sec über 8 auf den Bauch geklebt Elektroden an ein Aufzeichnungsgerät. Während der Untersuchung kann sich der Patient völlig frei bewegen und seinen gewohnten Tagesablauf nachgehen. Die Kapsel wird mit dem Stuhl auf natürlichem Weg über den Darm ausgeschieden und nicht wieder verwendet. Die so aufgezeichneten, mehr als 50.000, Bilder werden später durch ein spezielles Computerprogramm als Einzelbild oder Film dargestellt. Ausgewertet wird dieser durch einen endoskopisch erfahrenen Arzt.[25]

Die Kosten der Kapselendoskopie des Dünndarms belaufen sich auf 1200 €. Am 11.11.2010 hat der Gemeinsame Bundesausschuss beschlossen, die Kapselendoskopie des Dünndarms als Untersuchungsmethode bei vermuteter mittlerer gastrointestinaler Blutung in den Leistungskatalog der GKV aufzunehmen:

„Der Gemeinsame Bundesausschuss (G-BA) hat in seiner Sitzung am 11. November 2010 beschlossen, die Richtlinie zu Untersuchungs- und Behandlungsmethoden der vertragsärztlichen Versorgung… „Nr. 16 Kapselendoskopie bei Erkrankungen des Dünndarms (endoskopische Untersuchung mittels einer den Darm passierenden Kapsel mit einem Bildübertragungssystem)…"[26]

Seit 02.02.2011 ist sie Bestandteil des Leistungskataloges der GKV. Doch die Aufnahme in den Einheitlichen Bewertungsmaßstab (EBM) besteht erst seit dem 01.07.2014. Der Grund hierfür lag darin, dass auf Bundesebene die Berechnung der Kapsel sowie der Mittel zur Darmreinigung bisher nicht geregelt und somit nicht in den Einheitlichen Bewertungsmaßstab (EBM) der Kassenärztlichen Bundesvereinigung (KBV) aufgenommen wurde. Die Untersuchungsmethode wurde somit von der GKV auf Antragstellung bei der jeweiligen Krankenkasse finanziert,

„Die Kapselendoskopie bei obskuren Blutungen des Dünndarms wurde zum 1. Juli 2014 als neue Leistung in den Einheitlichen Bewertungsmaßstab (EBM) aufgenommen. Die Untersuchung dürfen Fachärzte für Innere Medizin und Gastroenterologie sowie Fachärzte für Kinder- und Jugendmedizin mit Zusatzweiterbildung Kinder-Gastroenterologie durchführen. Sie benötigen dafür eine Genehmigung ihrer Kassenärztlichen Vereinigung (KV)."[27]

Im Beschluss vom 11.11.2010 wurden Eckpunkte zur Qualitätssicherung hinsichtlich der fachlichen Befähigung, apparativen Voraussetzung und der Dokumentation zusammengefasst, um den größtmöglichen Patientennutzen bei der Anwendung dieser neuen Methode zu gewährleisten. Diese beinhalten u.a. die Qualifikation der behandelnden Ärztinnen und Ärzte sowie

---

[25] Vgl. o.V. http://www.uniklinik-duesseldorf.de/ (2015).

[26] Vgl. o.V. www.g-ba.de/ (2011).

[27] Vgl. o.v. http://www.kbv.de/ (2014).

Vorgaben zur Qualität der zum Einsatz kommenden Kapselendoskopiesysteme. Die Leistungserbringung wird durch den G-BA auf Gastroenterologen, Kindergastroenterologen sowie fachärztliche Internisten beschränkt.[28]

4 Nutzen, Qualität und Wirtschaftlichkeit

Um allen gesetzlich Krankenversicherten eine ausreichende, wirtschaftliche und zweckmäßigen medizinische Versorgung bei gleichzeitig knapper werdender Budgets zu gewährleisten, werden ärztliche Leistungen vom G-BA aus dem Leistungskatalog der GKV genommen. Dies führt zu Unverständnis bei Patienten und Konflikten bei den Anbietern.

Leistungen wie Akkupunktur oder Mammographien, die im Bewusstsein der Bevölkerung von großem Nutzen sind, werden vom Bundesausschuss abgelehnt und somit nicht von den Krankenkassen finanziell übernommen.[29]

Wie in der Einleitung schon erwähnt, besteht ein Ungleichgewicht von GKV-Einnahmen und – Ausgaben, welcher durch einen Bundeszuschuss gedeckt wird. Der einheitliche Beitragssatz für alle gesetzlich Krankenversicherten beläuft sich auf 15,5 Prozent. Der Arbeitgeber führt sowohl seinen Beitragsanteil als auch den des Arbeitnehmers an die jeweilige Krankenkasse ab, die das Geld an den Gesundheitsfonds weiterleitet. Der Bund zahlte z.B. 2009 4 Mrd. € an den Gesundheitsfond.[30]

Hier soll die Arbeit des G-BA greifen, welche Richtlinien, die dem Wirtschaftlichkeitsgebot §12 SGBV entsprechen, erstellt:

„Die Leistungen müssen ausreichend, zweckmäßig und wirtschaftlich sein, sie dürfen das Maß der Notwendigen nicht überschreiten."[31]

Im Punkt 3 wurde ein Beispiel für die Arbeit des G-BA anhand neuer Untersuchungs-und Behandlungsmethoden aufgeführt. Dies betrifft nur eine Richtlinie, wie das Ziel der wirtschaftlichen, zweckmäßigen und ausreichenden medizinischen Versorgung gewährleistet werden kann.

---

[28] Vgl. o.V. http://www.kapselendoskopie.info/ o.J.

[29] Vgl. o.V. http://www.wirtschaftslexikon.co/ (2015).

[30] Vgl. o.V. www.der-gesundheitsfonds.de (o.J.)

[31] Vgl. o.V. Prof. Dr. Schulin, SGB V, 2013, S.402.

Der G-BA greift auch in die Preispolitik von Arzneimitteln ein, die ja ein erheblicher Kostenfaktor für die GKV sind. Der G-BA muss jeden neuen Arzneimittelwirkstoff, welcher auf den deutschen Markt kommt, innerhalb von 6 Monaten nach Markteintritt einer sogenannten frühen Nutzenbewertung unterziehen. Dabei prüft der G-BA, ob es sich tatsächlich um etwas Neues handelt, das den Patientinnen und Patienten mehr nützt als die bislang verfügbaren Vergleichstherapien. Dieser Zusatznutzen kann auch darin bestehen, dass geringere Nebenwirkungen auftreten. Die Bewertung des G-BA ist die Grundlage für den Erstattungsbetrag, welcher die gesetzlichen Krankenkassen mit dem Hersteller verhandeln und am Ende auch zahlen. Bringt das Arzneimittel keinen zusätzlichen Nutzen für die Patienten, kann der G-BA es direkt in eine sogenannte Festbetragsgruppe einordnen. Handelt es sich jedoch um eine wirkliche Verbesserung mit einem nachweisbaren Zusatznutzen, verhandelt der Hersteller auf der Grundlage der Nutzenbewertung des G-BA den zukünftigen Erstattungsbetrag mit dem GKV-Spitzenverband.[32]

Das führt auch zur Kritik z.B. seitens der Pharmaindustrie. 2013 hat der G-BA dem Diabetesmedikament „Trajenta" des Herstellers Boehringer Ingelheim einen Zusatznutzen abgesprochen. Infolge dieses G-BA-Entscheids könnte der Hersteller Boehringer das Medikament höchstens zu einem unwirtschaftlichen Erstattungspreis auf den Markt bringen. Er verzichtete jedoch auf die Markteinführung von „Trajenta" in Deutschland. In einer Pressemitteilung des Unternehmens hieß es, dass es bedauerlich sei ein, ein in Deutschland entwickeltes und hergestelltes Medikament nicht auf dem heimischen Markt anbieten zu können. Der Deutsche Diabetiker Bund (DBB) kritisierte ebenfalls die Entscheidung des GBA als gesundheitspolitischen Sparzwang. Der Bundesausschuss würde mit dieser Entscheidung, Diabetikern den Zugang zu innovativen Arzneimitteln und medizinischem Fortschritt verwehren.[33]

---

[32] Vgl. o.V. www.g-ba.de (2014).

[33] Vgl. Hohle, http://www.pharmazeutische-zeitung.de (2013).

Darstellungsverzeichnis

Literaturverzeichnis

Hohle,   http://www.pharmazeutische-zeitung.de/index.php?id=45456 (2013), Datum
des Zugriffs 04.03.2016.

o.V   https://www.g-ba.de/ (Stand: o.J.)

Datum des Zugriffs 22.02.2016.

o.V   https://www.g-ba.de/ (Stand: o.J.),

Datum des Zugriffs 24.02.2016.

o.V.   https://www.iqwig.de (Stand: o.J.),

o.V.   http://www.kzbv.de (Stand: o.J.),

Datum des Zugriffs 28.02.2016.

o.V.   www.g-ba.de/institution/aufgabe/arbeitsweise/sachverstaendige/, Datum des
Zugriffs 27.02.2016.

o.V.   http://www.wirtschaftslexikon.co/d/gemeinsamer-bundesausschuss/gemeinsa-
mer-bundesausschuss.htm (Stand 2015), Datum des Zugriffs 27.02.2016.

o.V.   https://www.g-ba.de/institution/struktur/unterausschuesse/ (Stand 2015), Datum
des Zugriffs 27.02.2016.

o.V.   http://www.kapselendoskopie.info/kapselendoskopie.htm (o.J.), Datum des Zugriffs 28.02.2016.

o.V.   http://www.uniklinik-duesseldorf.de/unternehmen/kliniken/klinik-fuer-gastroen-
terologie-hepatologie-und-infektiologie/fuer-patienten/diagnostische-und-thera-
peutische-verfahren/endoskopie/kapsel-endoskopie/ (Stand: o.J.),

Datum des Zugriffs 29.02.2016.

o.V.   http://www.kbv.de/media/sp/2014_07_04_Praxisinformation_QS_Kapselendo-
skopie.pdf (Stand 2014), Datum des Zugriffs 29.02.2016.

o.V.   https://www.g-ba.de/downloads/39-261-1233/2010-11-11_MVV-RL-Kapselen-
doskopie_BAnz.pdf (Stand 2011), Datum des Zugriffs 01.03.2016.

o.V.   file:///C:/Users/Karina/Downloads/medtech-ambulant-12-01-21.-februar-2012.pdf (Stand 2012), Datum des Zugriffs 01.03.2016.

o.V.   https://www.gkv-spitzenverband.de/media/grafiken/gkv_kennzahlen/kennzah-len_gkv_2015_q3/300dpi_10/GKV-Kennzahlen_Leistungsberei-che_Euro_2014_300b.jpg (Stand 2015), Datum des Zugriffs 24.02.2016

o.V.   http://de.statista.com/statistik/daten/studie/73331/umfrage/einschaetzung-der-einnahmen-und-ausgaben-der-gkv/ (Stand o.J.), Datum des Zugriffs 01.03.2016.

o.V.   http://www.apotheke-adhoc.de/nachrichten/nachricht-detail/gkv-arzneimittel-ausgaben-deutscher-apothekerverband-anstieg-von-9-prozent/ (Stand 2015) Datum des Zugriffs 03.03.2016.

o.V.   http://www.der-gesundheits-fonds.de%2F&h=490&w=692&tbnid=Geo9wpJLaW_eDM%3A&docid=bTXMeY-dAaKxPoM&ei=4HLhVsrKCYSCPu3FtYAC&tbm=isch&i-act=rc&uact=3&dur=1024&page=1&start=0&ndsp=18&ved=0ahU-KEwjKuvOYmbbLAhUEgQ8KHe1iDSAQrQMIHTAA (Stand o.J.), Datum des Zugriffs 04.0.2016.

Schu-lin   Sozialgesetzbuch, Beck-Texte, Deutscher Taschenbuch Verlag, 42. Auflage, München, 2013.

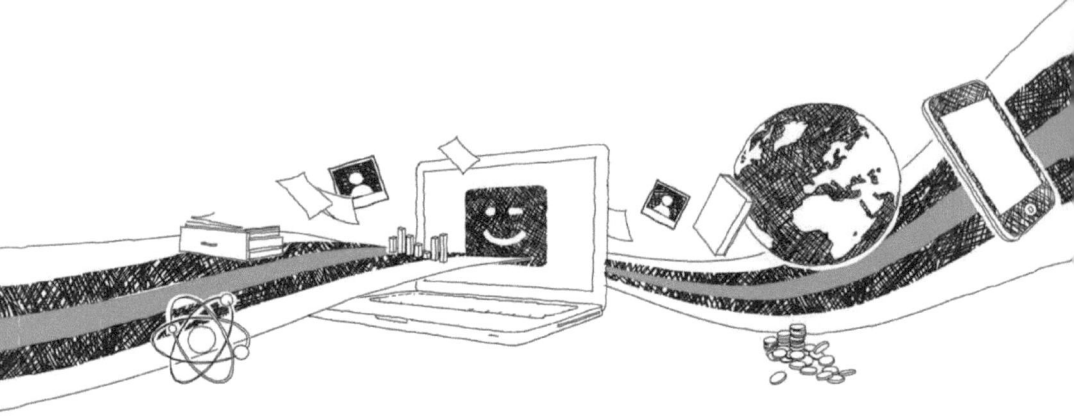
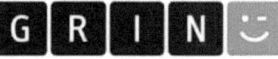